TIPS

PARA EL HOGAR, BELLEZA Y SALUD

TIPS

PARA EL HOGAR, BELLEZA Y SALUD

GLORIA GARCIA

Número de Control de la Biblioteca del
Congreso de EE. UU.:   2012907417
ISBN: Tapa Blanda   978-1-4633-2789-7
                   Libro Electrónico   978-1-4633-2788-0

**Para pedidos de copias adicionales de este libro,
por favor contacte con:**
Palibrio
1663 Liberty Drive
Suite 200
Bloomington, IN 47403
Llamadas desde los EE.UU. 877.407.5847
Llamadas internacionales +1.812.671.9757
Fax: +1.812.355.1576
ventas@palibrio.com
401311

ÍNDICE GENERAL

TIPS EN EL HOGAR

I - TIPS EN LA COCINA

II - CUIDADOS EN LA COCINA

III - LIMPIEZA EN LA COCINA

IV - TIPS PARA LA CASA EN GENERAL

TIPS DE BELLEZA

TIPS DE SALUD

TIPS VARIOS

GLORIA GARCIA

Autora de los siguientes libros:

LIBROS DE SALUD FÍSICA, EMOCIONAL Y ESPIRITUAL

ALIMENTOS QUE PREVIENEN Y COMBATEN ENFERMEDADES: Este libro le indicara que alimentos consumir si tiene algún problema de salud y para mantenerse más saludable. 1. Contiene información de más de 100 enfermedades, haciendo referencia de que alimentos consumir (por ejemplo diabetes, riñones, vesícula, estreñimiento, tumores, ulceras, gripa, tos, hígado, menopausia, sobrepeso y más. 2. Una lista de los alimentos y sus beneficios. 3. Una lista de la importancia de las vitaminas y que alimentos las poseen.

JUGOS Y LICUADOS: Contiene más de 100 recetas para preparar jugos y licuados que le ayudaran a mejorar su salud y conservarla por ejemplo: si tiene problemas de: sobrepeso, hígado, riñones, vista, fiebre, anemia, colitis, tos, debilidad, alta presión, diabetes, páncreas, migraña, riñones, dolor de cabeza y mucho mas (son más de 60 enfermedades)

TEST MEDICINALES: Este libro le indica cuales son los test que le ayudaran *para* cada enfermedad (contiene 60 diferentes test para más de 150 enfermedades o malestares)

TIPS PARA EL HOGAR, BELLEZA Y SALUD: Contiene innumerables tips o ideas para hacer mal fácil lo que parece difícil en: la casa, belleza y salud.

EJERCICIOS PARA MOLDEAR EL CUERPO: Contiene múltiples ejercicios que te ayudara a mantenerte más activa y moldear cada parte de tu cuerpo: brazos, hombros, piernas, muslos, cintura, cadera, pechos, glúteos, alineamiento de espalda y eliminar papada.

COMO ORAR EN CADA NECESIDAD: Es un manual que le ayudara como orar de acuerdo a la palabra de Dios.(contiene más de 100 necesidades diferentes con dos o tres versículos que corresponden a cada necesidad).Sabemos que debemos orar de acuerdo a lo que Dios dice en su palabra, pero muchas veces no sabemos o no nos acordamos donde están esos versículos. (y aquí esta una guía práctica)

TEMAS BÍBLICOS (que cada cristiano debe conocer): Es una guía practica que le ayudara a encontrar rápidamente más de 60 Temas Bíblicos importantes, como por ejemplo que dice la biblia acerca de: Idolatría, brujería, cielo, infierno, salvación, ayuno, homosexualismo, sanidad y muchos más. Los cuales son de suma importancia para su propio conocimiento y para compartir con otros (por ejemplo, algunas veces hemos querido compartir alguno de estos temas con otros que desconocen la Palabra de Dios y no nos acordamos donde están esos versículos).

Para más información: gloriagarciarivera@gmail.com Tel. 903 570 5558

TIPS EN EL HOGAR

TIPS EN LA COCINA

AGUACATE....PARA QUE NO SE OXIDE

Para que no se haga negro y dure más tiempo, solo agrega unas gotas de jugo de limon al aguacate.

AJOS......PARA PELARLOS

Al pelar los ajos, solo tienes que golpearlos con algo como un vaso, rodillo o el mismo cuchillo (debe ser grueso) para que se despeguen las cascaras.

ARROZ.... ¿QUEMADO?

Para quitar el olor del arroz quemado, solo agrega una cebolla partida en dos encima del arroz.

ARROZ ...MÁS BLANCO

Cuando el arroz se este secando agregale unas gotas de vinagre y tendras un arroz mas blanco y esponjoso.

ATÚN.... QUITAR EL MAL OLOR

Despues de escurrirle el agua, exprimirle el jugo de medio limón.

CARNE...PARA DESCONGELARLA

Poner la carne en agua con una pisca de vinagre, con esto quedara mejor descongelada.

CARNE ASADA....PARA QUE NO SE RESEQUE

Para que la carne marinada quede perfecta y no acabe resecándose, no añadas sal a la carne cruda mientras está marinando, ya que la sal acaba cociendo el alimento y tras la cocción a la que la someteremos, puede acabar resultando demasiado seca.

CARNE...PARA MARINARLA

Para que no te quede seca la carne, puedes dejarla marinando con soya, vinagre y cerveza, tendra un sabor exquisito.

CEBOLLA ....PARA NO LLORAR AL PICARLA

Poner en el congelador de 5 a 10 minutos la cebolla, sacarla y cortarla, asi no producira lágrimas.

CEBOLLA ....PARA NO LLORAR

Antes de cortar cebolla añadirle un poco de jugo de limón, asi no hay lágrimas.

CLAVOS....COMO COCER CLAVOS EN CALDOS

Cuando uses clavos al hacer caldos o sopas, puedes pinchar cada uno de los clavos que uses en una cebolla o en cualquier otro de los ingredientes que uses (una papa, una zanahoria, etc.), con el fin de que éstos no queden sueltos y los puedas localizar fácilmente al final de la cocción.

COMIDA MUY SALADA

Si la comida quedo muy salada, durante la coccion agrega una papa cruda.

CHAMPIÑONES...PARA CONSERVARLOS BLANCOS

Cuando se cortan los champiñones, éstos tienden a oscurecer por la oxidación. Para evitarlo, un truco consiste en lavar los champiñones con una mezcla de agua y harina.

ENSALADAS ....MÁS SABOR

Para cualquier clase de ensalada, agregarle aceite de oliva y vinagre y déjala reposar durante una media hora, potenciarás el sabor de este refrescante plato.

FRIJOLES...COCIMIENTO RÁPIDO

Pon primero el agua a herbir y despues los frijoles y al ultimo la sal. Nunca ponerlos a cocer en agua fria. Los puedes dejar remojando varias horas antes de cocerlos y sera mucho mas rapido.

FRIJOLES ....LIBRES DE CONTAMINANTES

Dejarlos remojando con una cucharada de bicarbonato por cinco minutos y despues enjuagarlos.

HUEVOS...SI ESTAN FRESCOS

Echalo en un vaso de agua, si el huevo se va hasta el fondo, esta fresco, pero si flota esta viejo.

LATAS....COMO SACAR LA COMIDA DE LAS LATAS

Cuando no se puede salir facilmente algun alimento de las latas como cramberry, cremas o algo muy espeso, puedes hacerle un agujero por abajo y le soplas un poco y saldra inmediatamente.

LECHE ...PARA QUE NO SE PEGUE

Poner media cucharadita de azúcar en la olla antes de echar la leche.

MAYONESA DIFERENTE

Puedes hacer que tus mayonesas tengan sabores diversos, incorporando cada vez un ingrediente diferente como ajo o perejil picadito, una pizca de curry o mostaza en polvo, pimentón, etc.

PAPAS....PARA QUE NO SE PONGAN NEGRAS

1.- Para que las papas no se pongan negras, se le deben de agregar jugo de limón y listo.

2.- Tambien ponerlas en un recipiente con agua que las cubra hasta el momento de cocinarlas.

PAPAS....COMO PELARLAS PARA EL PURE

Coser las papas, hacerles una cortada alrededor por el medio (solo por la parte de la cascara) y ponerlas en un traste con agua y hielos por un minuto aprox. Y sacarlas y estirar la cascara de las orillas y se desprendera la cascara inmediatamente.

PAPAS.... COMO COCERLAS MÁS RÁPIDO

Simplemente pinchando varias veces la papa en crudo, antes de empezar a cocerla, con un palillo grande o una herramienta similar, conseguiremos reducir bastante el tiempo necesario para su cocción.

PASAS....EVITAR QUE SE VAYAN AL FONDO

Para evitar que las pasas se vayan al fondo de las tortas y masas, debe pasarlas previamente por bastante harina.

PESCADO.... EVITAR EL OLOR FUERTE AL FREIR

Para evitar que el aceite huela a pescado, eche un pedazo de cascara de papa cruda antes de comenzar a freir.

ESPAGUETI.... PARA QUE NO SE PEGUE

Agregar una cucharadita de aceite al momento de cocer la pasta.

Para evitar que te quede insípida añade una pastilla de caldo al agua cuando estés cociendo la pasta, otro consejo muy útil es agregarle un hueso de res (de los que tienen tuétano adentro), esto le dará un sabor muy especial y la grasa del corte hará que no necesites aceite extra.

TOMATES......PELARLOS

1.- Pon a hervir una olla con agua, lava bien los tomates y haz una cruz con la punta del cuchillo en sus bases. Introduce los tomates en el agua hirviendo unos segundos y escúrrelos enseguida.

2.- realice una incisión en forma de cruz en la base del tomate e introdúzcalo en una vasija con agua caliente por un minuto. Inmediatamente páselo a un recipiente con agua fría y hielo para cortar la cocción. En este proceso no lo deje por más de dos minutos, pues no es necesario más tiempo.

Una vez haya terminado estará listo para pelar fácilmente con las manos.

VERDURAS....CONSERVAR EL COLOR

Al herbirlas, algunas verduras pierden su color natural. Para evitarlo, sólo hay que meterlas en agua con hielo inmediatamente después de sacarlas de la olla.

VERDURAS Y FRUTAS...DESINFECTARLAS

Ponerlas en agua hasta que las cubra con bicarbonate (por cada litro una cuharada de bicarbonato).

CUIDADOS EN LA COCINA

AJO ...MAL OLOR

Para eliminar el olor de la boca: hay que cepillarse los dientes y después masticar café, un clavo de olor, una ramita de perejil o de menta, beber jugo de limón o un vaso de leche, tomar un yogurt... lo que prefieras.

Para eliminarlo de las manos: hay que poner las manos debajo del chorro de agua, coger una cuchara y frotar los dedos contra ella. También se pueden frotar los dedos contra una hoja de lechuga y luego lavar las manos con agua tibia y jabón.

CORTADAS EN LA MANO...(CUANDO ESTAS COCINANDO)

Si te cortas mientras picas comida, ponte inmediatamente la telita delgadita de una cebolla y te para la sangre y el dolor inmediatamente.

ENCHILARTE LOS DEDOS...EVITAR QUE TE ENCHILES

Al picar el chile, ponte aceite de cocina en las manos para evitar que la piel se te irrite.

FUEGO EN LAS OLLAS AL COCINAR

Si al estar cocinando aparece fuego en el sarten, nunca pongas agua solo cúbre el sarten con una tapadera. No tape las rejillas de ventilación de la cocina. Si se interrumpe el gas, mientras lo está utilizando, cierre todas las llaves hasta que le comuniquen el restablecimiento del servicio. Cuando cocine tenga siempre a mano una tapadera, por si se inflama el aceite (simplemente eliminamos el oxígeno, consiguiendo así su extinción).

QUEMADURAS CON ACEITE (Tambien puedes ver más opciones en los tips de salud)

Cuando este cocinando y por cualquier razon cae sobre tu piel aceite caliente, inmediatamente tomas una papa y le cortas un pedazo con todo y cascara procede a colocarla en la piel quemada por unos 20 minutos. y veras que excelente resultado.

QUEMADURAS

Si llegaras a quemarte con agua hirviendo o tocando una estufa sin querer, lo primero que tienes que hacer es poner la zona afectada en agua helada y luego aplicar bastante pasta de dientes y dejar secar hasta el otro dia, ardera al principio pero es lo mejor para las quemaduras. Tambien puedes poner mostaza en vez de pasta dental.

LIMPIEZA EN
LA COCINA

ESTUFA....LIMPIEZA

Para que las estufas de tu cocina esten limpias, ponerle por unos minutos limon con sal, luego limpiar con agua y jabon.

ESTUFA Y HORNO....LIMPIEZA

Para quitar la grasa del horno y en general de toda la cocina, usar vinagre, se puede añadir algo de agua, dejar reposar unos minutos pasar el estropajo de fregar y sale toda la suciedad facilísimamente, tambien cuando el horno este caliente ponerle agua con sal y limpiarlo.

FREGADERO...DESTAPARLO

Echele carbonato y despues ½ taza de vinagre, despues ponle agua caliente y listo.

FREGADERO O BAÑO....DESTAPARLO

Vaciarle una coca cola grande y bajarle la palanca (en caso del bano) y al fregadero despues de la coca cola ponerle agua.

MESA.......QUITAR GRASA

Cuando la mesa de madera tiene grasa, debe ponerle un poco de sal, así evitará que la madera absorba la grasa.

OLLAS......QUEMADAS POR DENTRO

Hervir agua en las ollas quemadas con unas gotas de cloro, eso desprendera las manchas de la olla quemada, otra manera es echarle un chorro de vinagre y ponerla a herbir y enjuagar.

OLLAS.... COMO QUITAR LA GRASA

Si la grasa se te resiste, un truco eficaz consiste en hacer una mezcla de agua hirviendo y vinagre. Una parte de vinagre por cada tres de agua.

REFRIGERADOR....LIBRE DE MALOS OLORES

Si guarda el café en polvo o en grano en el refrigerador, se le conservará más fresco y más aromatico.

REFRIGERADOR.....MALOS OLORES

Poner en el refrigerador un pedazo de pan blanco y evitara los malos olores adentro del refrigerador.

REFRIGERADOR......LIBRE DE MALOS OLORES

Poner en su interior medio limón al que habrá colocado unos clavos de especias. es un truco infalible.

Tambien puede poner en un recipiente un poco de bicarbonato.

TIPS PARA LA CASA EN GENERAL

AFLOJA LLAVES CON OXIDO

Ponerle poquito thiner o aguarrás y moverlo poco a poco, seguir echando el líquido hasta que afloje.

CALCOMANIAS...QUITARLAS

Para despegar las calcomanías ponerles vinagre caliente, aceite para ensaladas o quita esmalte de uñas.

CUCARACHAS...ELIMINARLAS

Hacer una pasta de acido borico (1/2 taza) con dulce de cajeta (1/4 de taza) mesclarlo con un palito de madera y aplicarlo en gabetas, abajo del refri, estufa, etc. Hacerlo cada 3 meses.

MANCHAS DE TODO TIPO

Exprime un limón y añadele una pizca de sal y unas gotas de amoníaco, humedece un trapo y frota la mancha. Después de unos minutos, frótala vigorosamente con un cepillo.

MANCHAS EN LA ALFOMBRA

1.- Poner en un balde agua tibia, un chorrito de amoníaco y el zumo de un pepino, luego pasarle un trapo a la alfombra mojado con esta preparación.

2.- Mesclar 2 cucharadas de detergente con 3 de vinagre y 1 taza de agua caliente. A continuación, se trabaja sobre la mancha y una vez finalizado, se seca la zona con una toalla de igual manera que en el caso anterior.

MANCHAS DE CHOCOLATE

Usar mantequilla margarina para las manchas de chocolate. Solo tienes que aplicar a la mancha, dejar reposar la pieza por 15 minutos y lavar.

MANCHAS DE CAFÉ

Prueba a eliminarlas con una mezcla de vinagre blanco y alcohol a partes iguales.

MANCHAS DE GRASA

Para quitar las manchas de grasa en las prendas aplicar espuma de afeitar dejar unos minutos y luego retirar con una esponja con agua.

MANCHAS DE GRASA EN LA ROPA

Cuando te caiga grasa en la ropa aplica talcos para los pies, dejalo de un dia para otro y luego lavala como de costumbre y veras que la grasa desaparece.

MANCHAS DE OXIDO

Pon en la mancha de oxido de la prenda sal y remojala en forma directa con jugo de limon luego dejala al sol hasta que se seque y verás lo efectivo que es con esto salvaras tu prenda.

MANCHAS DE QUEMADO

Si descubres en tu ropa una leve mancha de quemado, puedes intentar quitarla aplicando suavemente un poco de agua oxigenada.

MANCHAS DE SANGRE

Se puede quitar una mancha de sangre sobre las prendas de vestir, aplicando sal común, sobre la mancha, luego restregar con agua y jabón, nunca con detergentes.

MANCHAS DE SANGRE

Nunca laves la prenda con agua caliente. Lo mejor es frotar las manchas con una pasta que harás con agua y almidón en polvo, dejas secar la pasta sobre la mancha y luego frotas la costra que allí se forme.

MANCHAS DE SUDOR

Para quitar las manchas amarillas que se quedan en la ropa por el sudor o desodorante, exprimir uno o dos limones pornerlos en un recipiente junto con un poco de agua, doblar la prenda manchada de forma que la zona de las manchas quede junto y sumergirlo en la mezcla, dejarlo reposar toda la noche y al dia siguiente lavarlo con el resto de la ropa.

MANCHAS DE TINTA EN LOS DEDOS

Para aquellas manchas dificiles de quitar de las manos, como tintes de ropa, tintas de boligrafo...o aquellas manchas que no se quitan ni con alcohol, ni con jabon...te recomiendo que en un recipiente eches un poco de cloro (el de lavar ropa) y te laves las manos en ese cloro...no te preocupes no se te va a dañar la piel, ni se te va a quemar ni arrugar!!! Es de lo mejor!!!

MANCHAS DE TINTA

Para eliminar manchas de tinta en tu ropa, aplica un poco de pasta de dientes blanca, deja actuar por unos minutos y luego lava con un cepillo suave, enjuaga con abundante agua.

MANCHAS DE TINTA

Si te has manchado de tinta de boli un jersey, sumerge la parte manchada en agua con alcohol durante unos minutos y la mancha desaparecerá.

MANCHAS EN LOS ZAPATOS

En invierno suelen aparecer en los zapatos ciertas manchas de sal, éstas las puedes eliminar frotando tus zapatos con agua y vinagre. Bastará con una cucharada en una taza de agua.

MANCHAS DE VINO EN EL MANTEL

Si se ha derramado el vino en el mantel, echa rapidamente un puñado de sal sobre la mancha, luego lo lavas con agua y jabón.

MOSCAS....PARA AHUYENTARLAS

Partes un limón a la mitad y le colocas 4 clavos de olor. Muy efectivo!!

OLORES....HOGAR PERFUMADO

Impregna las bombillas de todas las lamparas asi como las partes bajas de las cortinas con tu perfume favorito al encender la luz el calor hara que la bombilla desprenda el olor lo mismo ocurre cuando el aire corra por las cortinas.

OLOR RICO EN CASA

En una olla de 1 lt. herbir canela, clavo y cascara de naranja, cuando haya herbido 10 minutos, colocar la olla caliente en un lugar seguro de la casa para que corra el rico olor por toda la casa.

OLOR RICO (DESODORANTE P/ CASA)

1 taza de agua
1 taza de vinagre (de alcohol, el transparente)
1 cucharada de extracto de vainilla
1 cucharada de clavos de olor

Mezclar todos los ingredientes y llevarlos a hervor, sobre fuego mediano por alrededor de dos minutos. Retirar del calor y dejar enfriar Colocar en un envase rociador, filtrando los clavos y descartándolos, sacudir y usar.

OLORES.....MALOS OLORES

Cuando tenga un olor muy fuerte o desagradable bien sea dentro de la casa o en algún lugar cerrado. puedes tomar un poco de agua dentro de una vasija bien podría ser pequeña y el doble o triple de cloro en la misma, usted vera que en pocas horas el olor desaparece. O sea una medida de agua por dos o tres medidas de cloro.

OLOR...MAL OLOR EN EL BAÑO

Cuando el baño huele mal, antes o despues de usarlo, prende un cerillo e inmediatamente se dispara el mal olor.

OLORES ....EN EL SUMIDERO

Cuando los sumideros de su cuarto de baño despidan mal olor, sólo tiene que echar los restos del café por el sumidero. Acostúmbrese a repetir la operación una vez a la semana, y conseguirá tener el cuarto de baño libre de malos olores.

OLORES....EN LAS TUBERIAS

Durante el verano, las tuberías de la cocina suelen oler mal. Para evitarlo, ponga unas rodajitas de limón en el desagüe cuando haya terminado de fregar y déjelas ahí hasta que vuelva a utilizar la pila de nuevo. El limón desinfecta y, sin duda alguna, el olor que despide es agradable.

ORO DESCOLORIDO

Si dejaste mas tiempo del indicado una alhaja en esos liquidos especiales para limpiar el oro y de color amarillo paso a blanco, le pudes regresar su color original enjuagando la pieza, secarla y metiendola en cloro (lejia).

PLANTAS MÁS HERMOSAS

Para que las plantas luzcan hermosas, debemos dejar reposar el agua en un recipiente, minimo 24 horas para que se evapore el cloro que las perjudica y despues si procedemos a rociarlas con èsta agua y veran los resultados en pocos dìas.

PLANTAS SIN PLAGAS DE INSECTOS

Salvia, albahaca, manzanilla, cebollas, ajo, vinagre... son productos naturales que contribuyen a ahuyentar los insectos. Si optas por este método, lo mejor es que cojas uno de estos ingredientes y lo eches en agua caliente. Cuando la mezcla se haya enfriado, viértela sobre la planta a tratar con ayuda de un pulverizador.

PLATA BRILLANTE

Para que tus utencilios de plata brillen como nunca, introduce todas las piezas en el agua resultante de una cocción de espinacas. Déjalas en remojo por lo menos durante 3 horas.

PLATA BRILLANTE

Para quitar las manchas de la plata solo basta con limpiar la plata con un limon con sal, reposar y luego limpiar con un trapo húmedo.

PLATA...LIMPIEZA

1.- Calentar agua al hervir le colocas borax o acido borico metes las prendas y comienzas a batir dejas reposar y listo.
2.- Forrar un envase con papel aluminio hechar agua caliente con sal sumergir la plata y listo.
3.- Jugo de limón y bicarbonato de sodio sumergir las prendas y listo.

POLVO EN EL TELEVISOR

Para que la pantalla del televisor no atraiga el polvo, es conveniente limpiarla con un paño humedecido en jugo de limón, frotando con suavidad.

ROPA ..... MALOS OLORES

Si con el lavado normal de tus prendas no consigues eliminar todos los malos olores cuando metas las prendas en la lavadora, añade al detergente un vasito pequeño de bicarbonato.

ROPA ...QUITAR CHICLE PEGADO

Si se te pega chicle a la ropa, pon un periodico sobre el y pasa la plancha caliente, las veces que sea necesario cambiando el periodico, hasta que se quite el chicle y si el chicle se pega al cabello, ponle aceite de cualquiera y ve peinando poco a poco con un peine de dientes cerrados hasta que salga todo.

ROPA...MEDIAS SUPER BLANCAS

Para que tus medias blancas luscan radiantes dejarlas en remojo con agua con jabon en polvo y un chorrito de lavandina.

ROPA ARRUGADA

Este Caso son para Arrugas que no se quitan al planchar. Cuando saques la ropa de la lavadora, y esta se encuentre arrugada, la doblas, la metes en una bolsa y la introduces en el congelador toda la noche. Al dia sigiente, la descongelas, la sacudes y las arrugas habran desaparecido.

ROPA.....MEDIAS ROTAS

Si se te rompe la media y no puedes salir a comprar otra para cambiartela, trata de tener siempre a la mano un esmalte claro (transparente) y donde se te rompio la media le pones un poco y esto evitara que se siga rompiendo.

TOALLAS SUAVES

Prepara una lavadora y déjalas en remojo, durante media hora por lo menos, sólo con agua y vinagre. Verás como recuperan rápidamente su esponjosidad (un chorro de vinagre).

TORNILLOS EN LAS GAFAS O LENTES

Para que los tornillitos de la gafas no se muevan basta con echarles una gota de laca de uñas, y no se volverán a mover.

VELAS SIN GOTEO

Para que las velas nuevas no derramen la cera consumida al encenderlas, sumérgelas el día anterior en un recipiente con agua y sal. De esta forma, evitarás que chorreen, aunque siempre es bueno que coloques un recipiente de cerámica o de cristal que pueda recoger la cera en caso de que gotee y que, además, te permita aislar la llama de cualquier elemento que pueda quemarse. Si antes de usarlas, las pones durante varias horas en el congelador, las velas se consumirán más despacio y de forma uniforme, chorreando el mínimo de cera. Límpialas con un trozo de algodón humedecido en alcohol.

VIDRIOS SIN POLVO

Limpiar los vidrios con vinagre evita que el polvo se pegue con facilidad.

ZAPATOS APRETADOS

Si te aprietan los zapatos, coje un trozo bastante grande de papel periodico remojalo e introduce en tu zapato deja secar el periodico y sacalo, da buenos resultados.

VENENO PARA HORMIGAS Y PULGAS

Como repelente de hormigas. Con un spray, rociar los marcos de las puertas, ventanas y cualquier camino de hormigas que conozcas. Como repelente para las pulgas, si crees que tienes pulgas en las alfombras poner un recipiente pequeño con vinagre sobre ella durante la noche, al día siguiente encontraremos el recipiente con pulgas muertas. También sirve para repeler las pulgas en las mascotas. La bañas con una solución mitad agua y mitad vinagre no quedará ni una pulga viva.

TIPS DE BELLEZA

AXILAS...QUITAR EL MAL OLOR

Despues de bañarse y/o asearse las axilas colocarse una pequeña cantidad de alcohol en gel (neutro o con aloe vera, etc.) en cada axila hasta que sea absorvido. Usar el desodorante habitual.

Obervaciones: Si no tienen alcohol en gel pueden usar alcohol común, colocandolo en un algodón o gasa. El alcohol actúa como desinfectante, asi que si es en gel o líquido es lo mismo.

Hay que tener constancia de hacerlo una vez al día por lo menos, ya que este procedimiento da resultado despues de hacerlo todos los dias.

AXILAS....MAL OLOR

Ponerse vinagre de manzana despues de bañarse con una gaza en las axilas.

AXILAS...MAL OLOR

Mezclar bicarbonato y talco mitad y mitad y espolvorear las axilas despues de bañarse.

AXILAS...MAL OLOR

Ponerse clorofila como desodorante, despues de banarse.

AXILAS...MAL OLOR

Ponerse jugo de lechuga o jugo de rabano despues de bañarse.

AXILAS MANCHADAS

Este blanqueador *natural* de axilas puede resultarles de gran ayuda.

*   Agua oxigenada jugo de limón bicarbonato de sodio mezclarlos en partes iguales. Es decir, una proporción podría ser una cucharada de agua oxigenada, una de bicarbonato de sodio y una de jugo de limón.

Al momento de aplicar, simplemente tendrás que colocártelo en las axilas y dejarlo actuar durante 20/30 minutos al blanqueador. Después retiras con un poco de agua y secas. Verás que buen resultado te dará para reestablecer el *color* natural de dicha zona de tu cuerpo.

CABELLO ESTROPEADO

Para este tipo de cabellos, ya sea por la exposicion al sol, tintes, o secadores. no hay nada mejor que hacerte masajes circulares en el cuero cabelludo con aceite de oliva, una vez por semana, y tu cabello recobrara no solo fuerza, vitalidad, sino el brillo perdido.

CABELLO LISO

Para tener un cabello liso y sin frizz, coloca 1/2 taza de linaza entera en un recipiente con un vaso de agua (las medidas varian de acuerdo a las necesidades o estilos en particular) durante una noche, al dia siguiente el agua adoptara una contextura viscosa, separa el agua del grano de linaza y coloca la solucion viscosa sobre el cabello limpio y seco o humedo, realiza un ligero masaje hasta que seque y luego lavate las manos. Esto actua como lo que comunmente llamamos gelatina para el cabello o gel fijador. Nota: no coloques la solucion viscosa en la raiz del cabello o sobre el cuero cabelludo, deja unos centimetros entre la base del cabello hasta donde vas a aplicarte la solución.

CABELLO....... LIBRE DE CASPA

Para evitar la molesta y antiestética caspa, añade una aspirina efervescente al agua del último aclarado cuando te laves el pelo. En muy poco tiempo, tendrás unos resultados estupendos.

CABELLO...LIBRE DE CASPA

Para evitar la caspa en el pelo. Se lava el cabello con media parte de agua y media parte de vinagre antes de ponerte el acondicionador.

CABELLO....MÁS CABELLO O CALVICIE

Masajear cabellera con vaselina, hasta ver resultados.

CABELLO ....MÁS CABELLO

El limon mezclado con cebolla (machacada) hay que ponerselo en el cuero cabelludo dandose masajes de vez en cuando, le ayudara a eliminar caspa y crecimiento.

No expongas tus cabellos en exceso al sol, la playa, el agua de mar. Evita el uso de gels, mousse y otros productos químicos.

Usa peines con separaciones anchas y mantén el cuero cabelludo limpio No tiñas tu cabello con productos químicos Evita el uso de secadores. Trata de combatir el estrés.

CARA.....ELIMINAR MANCHAS

Aplicar sobre la mancha del cutis con un hisopo agua oxigenada y pasar toda la noche, al despertar lavar bien, y aplicar protector solar.

CARA......QUITAR ESPINILLAS

Lavarse la cara antes de aplicar cualquier yerba, planta o crema, en este caso existe una planta llamada aloe vera conocida como sabila; el cristal de esta se aplica todas las noches y en la mañana se quita enjuagando la cara con jabon azul es muy efectivo.

¿CARA GRASOSA?

Crema de yogur y miel de abeja. Mezcle una taza de yogur natural con 2 ½ cucharadas de miel de abeja. Aplique la mezcla con un algodón a la piel de la cara y el cuello y déjela por 15 minutos. Lave la cara con agua tibia Guarde el resto de la mezcla en un contenedor de vidrio (póngale nombre) y colóquela en el refrigerador para usarla 2 a 3 veces en la semana.

CARA...PREVENIR ARRUGAS

El remedio es muy sencillo: simplemente pasa un cubito de hielo por tu rostro y cuello todos los días, el cubo deberá estar metido en una bolsita para que no se derrita pronto y asi pasartelo todos los dias.

CARA..... BARRITOS

Un truco muy bueno para los puntos negros de la cara es ponerse un yogurt natural de mascarilla diez minutos una vez a la semana.

CARA...BARROS Y ESPINILLAS

Pones en tu mano una pequeña cantidad de sal o azucar (esta te sirve ademas para suavizar el cutis), y jugo de limon con esto te das un suave masaje con movimientos circulares y hacia arriba en toda tu cara hasta que se disuelva un poco la sal o el azucar, te lo dejas por 10 minutos o hasta que el limon se seque; esto lo puedes hacer una o dos veces por semana segun tu tipo de cutis, si es muy seco puedes hacerlo cada 15 dias o cada mes segun como lo sientas, te recomiendo que lo hagas en la noche ya que el limon mancha si te pega el sol.

CARA....CUTIS RESECO

La clara del huevo bien batida te la aplicas por 20 minutos sin reirte ni hacer gestos, te enjuagas con agua tibia.

CARA......MANTENER TU PIEL FRESCA

Solamente utiliza sabila untala en la cara y dejala por media hora y veras los resultados

CARA......ROSTRO DE ÁNGEL

Corta un pedazo de sandia y una cucharada de miel, juntos colocalos en la licuadora, licua hasta que quede un pasta, aplicala sobre tu rostro y dejala por media hora, enjuaga con agua tibia. Puedes hacer 2 veces a la semana. Tu cutis lucira hermoso, y sentiras tu piel suave. ¡Exito!

CARA..... MASCARILLA PARA PIEL ARRUGADA Y NORMAL.

Mezcle 20 gramos de miel de abejas, una clara de huevo y 80 gramos de harina de avena, centeno o cebada. primero se mezcla la clara de huevo con la harina y luego se añade la miel. se aplica con un pincel y se deja veinte minutos.

DIENTES BLANCOS

Haz una mezcla de limon y acido borico, pasalo con movimientos suaves con tu cepillo dental, y veras en cambio rapido, recomendable dos veces al mes.

DIENTES BLANCOS

Siempre fíjese en la composición la cantidad de abrasivo que hay en en la pasta dental. Y si la pasta utiliza Calprox, en vez de algún abrasivo, sería mucho mejor.

DIENTES BLANCOS

Utilice bicarbonato de sodio por temporadas. Por ejemplo, cada 2 o 3 meses, es conveniente enjuagarse la boca un par de semanas, con bicarbonato de sodio, ya que contribuye con el blanqueamiento de los dientes. Sin embargo, no es conveniente utilizarlo permanentemente ya que puede ser demasiado abrasivo para las encías y para los propios dientes.

DIENTES BLANCOS

Hacer una pasta de limon con sal al tanteo y cepillarse solo los dientes que quieres blanquear. ¡Cuidado! Hacerlo de vez en cuando porque el limon pude dañar el esmalte de los dientes.

MANOS SUAVES

Para tener las manos suaves puedes mezclar, glicerina, jugo de limon (natural) y azucar, esto pontelo en las manos y date un suave masaje, deja reposar un ratito y enjuagate, veras que tus manos quedan muy suaves.

CREMA HECHA EN CASA PARA LAS MANOS

Dejar macerar durante una semana 20 gr. de Rosa (pétalos) y 5 gr. de Limón (cáscaras) en 30 centilitros de aceite de oliva. Dejar reposar y filtrar. Se debe conservar de la luz. Aplicar 2 veces al día sobre la piel de las manos.

OJOS...QUITAR OJERAS

Hierve dos bolsitas de manzanillla y déjalas enfriar en la nevera. Coloca una en cada ojo, cuando esten bien frías y déjalas actuar unos 20 minutos con los ojos cerrados.

OJOS......QUITAR OJERAS

El aceite de almendras ayuda a relajar la zona y disminuye la inflamación de los capilares. Puedes aplicar un poco en el contorno de ojos todas las noches.

OJOS... QUITAR OJERAS

Las rodajas de pepino ayudan a reducir la hinchazón y devolver la textura a la piel del contorno de ojos. Déjalas sobre los ojos 15 minutos y aclara la zona con agua fría.

OJOS...QUITAR OJERAS

Un antiguo remedio para este problemilla consiste en humedecer un pañuelo de papel con agua, meterlo en el congelador durante 15 minutos y, luego, colocarlo sobre los ojos unos instantes. Casi como por arte de magia tus ojos se habrán descongestionado de inmediato.

OJOS....QUITAR BOLSAS BAJO LOS OJOS

Colocar los cristales de la sabila directamente sobre los ojos, estando acostada (o), durante una hora (el gel de la sabila al hacer contacto con el ojo puede experimentar malestar y dolor fugaz, no alarmarse).

PESTAÑAS....MÁS LARGAS

Para las personas que tienen pestañas chicas se pueden poner Harina en las pestañas para que les de volumen, modo de preparacion te pones primero rimel despues agarras con tu dedo poca harina y te pones en las pestañas y despues te vuelves a poner rimel y se ponen grandes.

PIEL TERSA Y SUAVE

Para empezar el dia con energia, cuando tomes tu baño frota todo tu cuerpo con sal gorda y a la vez arrastra las celulas muertas de la piel dejandola mas tersa y suave.

PIEL.....LIMPIA Y SUAVE

Para exfoliar, hidratar y suavizar la piel, prepara una mezcla de leche en polvo con azucar granulada y unas gotas de agua, forma una pasta espesa, aplicala en el rostro, cuello y las partes que quieras tratar, dejala actuar por 20 minutos, retira con agua, y maravillate con los resultados...

PIES RESECOS Y HONGOS

1 Para no tener los pies resecos y con hongos comprar una botella de emulsionado y Vaselina luego juntar las dos mezclas

y hecharse todos los dias por dos semanas en la mañana y en la noche.

PIES Y TALONES ASPEROS

Antes de ir a dormir, remoja tus pies en agua preferentemente caliente o toma una ducha. después aplica una crema hidratante, o una crema con un grado alto en aceite y ponte unos calcetines sobre los pies previamente untados con crema.. Utiliza calcetines y zapatos que te cubran el pie para mantenerlos hidratados. Cuando te estés duchando frota tus talones suavemente con una piedra pómex para que elimines las células muertas y eventualmente la piel se pondrá suave.

PIES....HONGOS

Para eliminar los hongos, principalmente en la uñas de los pies, triturar un diente de ajo en media copa jugo de limon tapar por 3 dias luego aplicar con un algodon, hasta que desaparesca, es un poco largo el proceso, tener un poco de paciencia.

PIES.....HONGOS

Si tienes problema de hongos en la piel o bajo las uñas de los dedos de los pies. Simplemente remojar los pies en agua tibia (1 litro) con unos 300 mililitros de Enjuague Bucal (Listerine) y dejar tus pies por unos 20 minutos, listo.

PIES.....HONGOS

Muy simple, para terminar con los hongos pásate un algodón empapado en yodo por los pies Y chao a los antipaticos hongos.

PIES...... HONGOS

Usar agua tibia, vinagre y bicarbonato de sodio, remojar tus pies por 20 minutos, listo. Efectivo y al alcance de la mano. Si los hongos se resisten, se puede incrementar la cantidad de vinagre y la temperatura del agua (lo más caliente que se pueda resistir), y poner unas 4 (cuatro) GOTAS de cloro, esto aumentará la eficacia, pero eso si, recuerden de ser constantes y mantener las medias limpias para no contaminarse nuevamente. Otra cosa, se debe tener cuidado de no contagiar al resto de la familia, luego del baño hechar agua bien caliente o cloro en la ducha, y usar su propia toalla para los pies, o mejor toalla desechable hasta que los hongos se hayan combatido.

Si lo hacen diariamente por un par de semanas los hongos se irán eliminando y poco a poco se recuperará la piel perdida con la caida del hongo.

PIES....HONGOS

Luego de bañarse, secarse bien los pies, y luego ponerse un poco de Vickvaporub, lo que nuestras abuelas nos ponian en el pecho para la tos.

PIES......QUITAR CALLOS

Solo tienes que machacar una aspirina con jugo de limon de manera que quede una pasta, colocar esparcida por el callo y proteger con cinta para que no se caiga, se coloca por el tiempo que sea suficiente.

PIES. MAL OLOR

Diria que casi magico lo mejor para el mal olor de los pies es poner en tus zapatos o zapatillas BORAX (acido borico) se compra en farmacias es muy economico y los resultados son en el acto tambien puedes poner en tus pies despues de lavarlos, y adios mal olor. si un dia no lo usas no te preocupes el efecto dura mucho tiempo.

UÑAS... CRECIMIENTO Y PARA NO COMERTELAS

Para no seguir comiendotes las uñas debes agarrar un ajo machacarlo esta que quede en trocitos y lo metes en tu brillo de uñas y luego te lo pones dos veces al dia, una capa en la mañana y otra en la noche te lo echas una semana si y otra no asi no te comeras las uñas y te creceran muy fuertes..!!

UÑAS QUEBRADIZAS

Para las uñas debiles y quebradisas. Basta sumergirlas en poco de agua con un ajo pequeño triturado, y no enjuagar si no luego de madia hora.

UÑAS MÁS BLANCAS, FUERTES Y LARGAS

Lo unico que tenes que hacer es frotarte pasta dental con un cepillo de dientes que ya no uses, todos los dias, en 1 o 2 semanas vas a ver tus uñas perfectas, blancas, largas y duras.

UÑAS BLANCAS

Para que tus uñas amarillentas queden blancas como la nieve, introducelas durante 15 minutos en jugo de limon y veras lo blancas que te quedaran.

VERRUGAS......ELIMINARLAS

Este truco es totalmente efectivo y facil de seguir solo que tiene un inconveniente, es muy tardado, y necesita mucha persistencia, pero sus resultados son garantizados y sin rasgos de marca o cicatriz. Funciona para el tipo de verrugas que salen por el virus del papiloma humano, que son de color carne, por muy chicas o grandes que esten. El remedio consiste en aplicarse la clara del huevo sobre la verruga(s) hasta cubrirla por completo abarcando sus alrededores para asegurarse de que quede totalmente cubierta, esto por lo menos 3 veces al dia, es importante mantener durante el mayor tiempo posible la verruga cubierta de la clara de huevo, la clara de un solo huevo puede servir para varias aplicaciones, basta con guardarla en un bote cerrado y refrigerarlo, para poder aplicarla con un cotonete por ejemplo. Cuando la clara refrigerada muestre señas de que se esta hechando a perder, puede cambiarla y seguir el tratamiento persistentemente todos los dias, tres veces al dia, durante 6 meses, esta se va eliminando de una forma muy gradual y este metodo no deja ningun tipo de indicio de que alguna vez existio una verruga, si eres persistente no te vas a arrepentir, incluso estas ya no te vuelven a salir.

VERRUGAS

Te amarras un cabello en la verruga y en 3 dias se cae la verruga.

TIPS DE SALUD

AGRURAS

Tomar 2 cucharadas de avena cruda revuelvalo en medio vaso de agua y bebaselo, exito completo.

ALERGIA

Poner 4 cucharadas de vinagre, 1 limon exprimido ademas 1 vaso de agua y el ingrediente secreto es 1 rabano, preparacion: cortas el rabano en 4 y lo pones en la juguera con vinagre y´limon y el vaso de agua mescla todo y te tomas 1 vaso al dia por 5 dias descansas 2 dias y despues lo mismo.

AXILAS (MAL OLOR)

Estás enfadada de que tu desodorante no funcione, o que tus hijos estén en plena adolecencia y no les funcione el desodorante, pues es muy sencillo, despues de el baño con un pedazo de algodón te aplicas LECHE DE MAGNESIA y no la enjuagues se usa en lugar de el desodorante, la primer semana la usas 2 veces al día despues solo una vez al día, verás que en unos días adiós al mal olor.

CALAMBRES

Masajea la zona afectada. Coloca una o dos manos en el lugar del calambre y, de forma rápida y firme, aprieta y suelta. Haz esto por lo menos durante un minuto. Descansa otro minuto más y repite la operación todas las veces que sea necesario hasta que el dolor haya cesado.

CATARRO

Si tienes tu nariz tapada y con flujo, coloca unas gotas de limon en la palma de la mano y absorvelas en cada fosa nasal, los resultados son inmediatos, arde un poco pero no tanto.

DIARREA

Para evitar la diarrea, poner un puño de sal gruesa en el ombligo y tapar con una banda adhesiva y eso detiene la diarrea inmediatamente.

DIARREA

Hacer un te de hierbabuena, epazote, histafiate, sino tienes mas que dos de estos tes hazlo, poner una cucharada de cada uno a herbir (todo revuelto) y tomartelo, muy efectivo.

DOLOR DE CABEZA

Aplicar rodajas de limon sobre las partes de la cabeza adolorida y cambiandolas en cuanto se van calentando. Tambien puedes usar rodajas de papas.

DOLOR DE CABEZA

Consiste en hacer presión con la yema de los dedos en la parte central de tu cabeza para encontrar esa parte no hay mas que subir los dedos desde tus orejas hasta que se junten arriba, hacer presion durante 3 o 4 segundos y en cuestión de segundos se le quitara el molesto dolor de cabeza.

DOLOR DE ESPALDA

Utiliza aceite balsámico para que las manos no estén frías y se deslicen mejor.

DOLOR DE ESPALDA

Caliente una penca de sabila y abrala por el medio quitandole las espinas y pongala sobre la espalda por un rato hasta que esten frias las pencas.

DOLOR DE MUELAS

Poner a cocer 7 clavos de comida en un poco de agua, y luego retienes un poco de agua de clavo donde esta el dolor y veras que te calmara el dolor y tambien debes de tomar un poco de agua de clavo y veras que te sentiras como nuevo.

FUEGO EN LOS LABIOS.... VARIOS

1.- Aplicar *hielo* directamente o una bolsa plástica llena de hielo a la primera sensación de cosquilleo del herpes labial con el fin de reducir su inflamación.
2.- Aplicar directamente en el fuego una infusión de té negro o dos bolsitas de té negro para calmar el ardor.

3.- Limpiar diariamente la ampolla del herpes labial con la pulpa de un tomate y después aplicar aloe vera lo cual ayudará a secar el área afectada.

4.- Empapar un pedazo de tela con una o dos cucharadas de aceite de recino y luego aplicar sobre el área donde se ubica el herpes labial.

5.- Extraer el jugo de un *limón* y aplicar unas cuantas gotas directamente sobre el doloroso brote. Realizar esta operación 3 veces al día.

6.- Poner un poco de ceniza sobre el área afectada por el herpes labial.

Recomendaciones:

Mantener limpio y seco el herpes labial Reemplazar el cepillo de dientes. Cambiar con frecuencia los tubos pequeños de pasta dental.

Evitar los alimentos que tienen alto contenido de arginina. La arginina es un aminoácido esencial para el metabolismo del virus del herpes el cual se encuentra en alimentos como el chocolate, bebidas de cola, guisantes, maní, gelatina, nuez y cerveza. De allí la importancia de suprimirlos de la dieta.

Adoptar una actitud más positiva ante la vida. Las investigaciones han demostrado que la tensión o estrés puede relacionarse de alguna manera con la reaparición o brote del virus del herpes simplex.

Utilizar humectante labial si siente los labios resecos No quitar la piel muerta si se le resecan los labios.

GARGANTA....VARIAS

1.- Infeccion y dolor en la garganta: Un te de tomillo con limon y miel (herbir una cucharada de tomillo y dejarlo reposar 10 minutos y agrgarle medio limon y una cuch. de miel) tomarlo varias veces al dia.

2.- Infeccion y dolor de garganta: Prepara un te de tu preferencia y ponerle el jugo de media toronja y una pisca de canela·

3.- Afonia: 1. Cortar un limon en 4 trozos y licuarlo con todo y cascara y ponerle media cucharada de bicarbonato con poca agua y beberlo lentamente. 2. prepara una infusión con ralladura de jengibre, té negro, jugo de limón, y dos cucharadas de sal. Deja que repose unos minutos (para aumentar el poder inflamatorio del té), y haz gárgaras con el preparado varias veces al día.

4.- En una taza de agua caliente, añadir una cucharadita de vinagre de manzana, una pizca de pimienta de cayena, el jugo de 1/4 de limón y endulzar con miel. Beber lentamente al menos cuatro tazas al día.

5.- Dolor de garganta: Hacer un te de tu preferencia y agregarle el jugo de medio limon y la cascara para aumentar concentracion y una cucharada de miel. (beber el te cada vez que sientas dolor en la garganta).

6.- Dolor e infeccion en la garganta: Hacer gargaras con media taza de agua tibia y media cuch. de sal. Otra manera seria agregarle una pisca de pimienta de cayena en lugar de la sal.

7.- Licuar un pedazo de la pulpa de la sabila con poca agua y hacer gargaras y tomartela.

GOLPES

Cuando sufres algun golpe, puedes colocar un pedazo de papa, cortar la papa a la mitad y colocarla en la zona del golpe, esto evita que se ponga morado o que se inflame.

GRANOS EN LA CARA (SECAR Y DESINFLAMAR)

Si tienes un grano y quieres bajar la inflamacion y que desaparezca mas rapido, aplicate un poco de crema dental Colgate natural, es decir, la que es blanca, la antigua pues, dejala actuar por unos minutos hasta que se seque y luego lavate con agua tibia.

GRANOS EN LA CARA

Para eliminar los granos de la cara en un mes, poner 2 cucharas de vinagre y otras dos de agua destilada y ponertela sobre la superficie que tienes granos si te has petado un grano te picara un poco pero, los resultados son increibles despues de ponertelo por 5 minutos o 6 minutos lavarte la cara con agua tibia.

GRIPE

En un litro de agua agregas la mitad de un limon, dos cucharadas de oregano, la mitad de una cebolla chica, y se deja hervir por 3 minutos y luego se agregan 3 cucharadas de miel, cuando este listo te tomas una taza de este te, para que te ayude a sudar recuerda tiene que estar caliente para que funcione.

GRIPE

1.- Si durante una gripe (resfriado, catarro) no puedes dormir por causa de tu nariz tapada, machaca unos cuantos ajos frescos y ponlos en un platillo en tu habitación al lado de la cama donde duermes, el olor del ajo te ayuda a destaparte la nariz, mientras mas olor tenga el cuarto mejor seran tus sueños.

2.- Puedes colocar en tu habitacion cebollas y las picas a los lados (les haces unos ollitos con un tenedor o palillo) las pones a un lado de tu cama o donde tu quieras. (se cuenta que en tiempos antiguos esto salvo de la gripa mortal a mucha gente), solo colocando las cebollas en diferentes lugares de tu casa o negocio.

HIPO...QUITARLO

Tomar medio vaso de agua con un cuchillo de mesa dentro del vaso con agua.

MIGRANA

Lo primero que debes hacer es calentar agua y ponerla en un recipiente, y luego te vas al baño y la pones en la bañera y sumerge los pies en el agua caliente de la palangana y a la misma vez dejas caer agua fria en tú cabeza de la regadera del baño y verás los resultados. Estó es como si té fueras a bañar.

OIDO INFECCION

En poca agua oxigenada ó peróxido. Le debes agregar: Una 1/2 tableta de flagil (Metronidazol de 500 mgs.) y una tableta de penicilina de 800 mgs. A que queden completamente disueltos todos los ingredientes. Y con un cotonete ó sea un palillo con cabecita de algodón te haces la limpieza cuidadosamente, cambiando el cotonete continuamente y limpio al hacerte la limpieza. Y tus oidos quedaran completamente curados en tres o cuatro dias de curarlos, todo depende el problema de la infección.

OIDOS (DOLOR)

1.- Para eso del dolor de oidos no hay nada mejor que 5 gotas de jugo de limon no duele y es efectivo, repetir si persiste.

2.- Tambien puedes poner una o dos gotas de jugo de sabila en el oido.

OJOS (CATARATAS)

1.- Verter 2 cucharadas de manzanilla sobre una taza de agua que esté hirviendo. Tapar, dejar refrescar y colar. Efectuar lavado de ojos con esta infusión.

2.- Beber una taza de té de pimienta de cayena todos los días para retrasar el desarrollo de las cataratas.

3.- Lavar y partir en pedazos una papa cruda y ponerla en gasa sobre el párpado durante una hora o más todos los días.

4.- Aplicar dos o tres gotas de agua marina filtrada cada noche y cada mañana. Este remedio puede irritar inicialmente los ojos, pero después de unos segundos esta molestia desaparece.

5.- Mojar el dedo índice con un poco de aceite de recino y untar suavemente el borde del ojo a fin de que se deslice por sí mismo hacia el interior. Aplicar este remedio diariamente por un mes y si no nota mejoría, puede cambiar a aceite de linaza prensado en frío y aplicar, mediante cuentagotas, una gota cada noche.

6.- Aplicar, mediante un cuentagotas, miel natural no refinada ni sometida a temperaturas elevadas, tres veces por semana o bien untar el borde del ojo para que penetre por sí misma en el interior. Este remedio puede ocasionar cierto dolor o malestar inicial, pero desaparecerá en las siguientes aplicaciones.

7.- Aplicar diariamente dos o tres gotas del jugo de la pulpa del aloe vera o sábila sobre cada ojo.

8.- Pelar y cortar una cebolla en pedazos, introducir en el refrigerador media hora antes de su aplicación sobre el ojo. Poner sobre los párpados durante 5 minutos. La cebolla al ser enfriada no produce lagrimeo.

9.- Mezclar 2 cucharaditas de miel y 2 de vinagre de sidra de manzana en un vaso de agua y tomar en cada comida.

10.- Poner 2 gotas de aceite de hígado de bacalao en el ojo afectado por catarata todas las noches durante un mes.

11.- Disolver 1 cucharadita de Sal de Epsom en taza de agua tibia y usar como una solución para el lavado ocular.

12.- Mezclar 1 cucharada de levadura de cerveza, 1 de gránulos de lecitina y 1 de germen de trigo crudo, con 1 cucharadita de calcio en polvo y un poquito de leche. Añadir a un cereal o yogur, Según varias investigaciones realizadas esta preparación retrasa el envejecimiento ocular y resulta beneficiosa para prevenir y corregir algunas cataratas.

RECOMENDACIONES

Consumir alimentos antioxidantes como frutas cítricas, fresas, uvas negras, arándanos, brócoli y tomates, ya que combaten a los radicales libres (moléculas de oxígeno inestables) que pueden acumularse en los ojos y causar cataratas.

Ingerir alimentos ricos en vitamina A como el hígado, espinacas, zanahoria, yema de huevo y verduras amarillas los cuales favorecen la visión. De todos ellos, tal vez la espinaca sea la mejor defensa contra las cataratas, ya que, según investigaciones realizadas, incluir la mayor cantidad de betacaroteno y carotenoides como la luteína y la zeaxantina, abundante en las espinacas, reduce las probabilidades de desarrollar cataratas graves. Además, para garantizar la máxima absorción por parte del organismo, se debe comer las espinacas cocinadas con un poco de grasa como aceite de oliva, ya que este nutriente es soluble en grasa.

Consumir alimentos ricos en Omega-3 como pescado como salmón, la caballa y el atún por lo menos una vez por semana, ya que según, estudios realizados, reducen el riesgo de sufrir de cataratas hasta un 12 por ciento.

Realizar exámenes de la vista Todas las personas adultas deben examinarse la vista con un oculista cada dos años. Las revisiones deberán ser más a menudo si así lo aconseja el oculista.

Proteger los ojos de la luz ultravioleta que contribuye a la formación de radicales libres. Para ello, se debe usar gafas de buena calidad para el sol (calificadas como Z80.3 y que filtren al menos 99% de los dañinos rayos UVA y UVB) y una gorra o sombrero de ala ancha en días soleados.

Evitar las cabinas de bronceado, ya que intensifican el riesgo de cataratas debido a que usan radiaciones UVA en lugar de los menos dañinos rayos UVB.

Controlar la diabetes. La diabetes no controlada es causa de varias enfermedades en los ojos, incluyendo cataratas y ceguera.

Dejar de fumar. Las personas que fuman tiene mayor incidencia de cataratas y las desarrolla diez años antes, en promedio, que la gente que no fuma.

Mantenerse libre de toxinas No exponer los ojos a sustancias tóxicas ni a la radiación de los rayos X o de la luz infrarroja vinculadas con la formación de cataratas.

PARASITOS.... ELIMINARLOS

Se pone a hervir epazote en leche. Se toma en ayunas por 3 dias. Funciona desde el primer dia.

PERDER PESO

Licue un puñado de linaza y agrega todos los dias una cucharadita a un vaso de jugo de naranja y tomatelo preferiblemente en ayunas por un mes y veras resultados sorprendentes.

PERDER PESO

Mezcla sal marina, bicarbonato y limon, hasta hacer una pasta, aplicala en la zona que quieras reducir, despues envuelvete en una toalla, y a su vez con plastico, durante 4 dias notaras resultados.

PERDER PESO

Si quieres bajar de peso, en una crema para cuerpo colocale unas gotas de yodo de las que venden en las farmacias agita bien y aplicate en la noche en las partes donde queras bajar colocate una faja y en 3 semanas veras los resultados.

PERDER PESO

Tomar todos los días en ayunas 1 taza de agua caliente (tibia), ayuda a quemar grasas. Se puede tomar tambien con limon. Tomarlo por lo menos 1 mes y veran los resultados en el volumen, no tanto en el peso.

PERDER PESO

Durante una semana come en ayunas una hoja de repollo o col despues desayunas ligero, durante otra semana toma jamaica en ayunas y desayunas ligero y seguro bajas uno a dos kilos pero cuida tu alimentacion acompañalo con ejercicio.

PERDER PESO

Pon a remojar por la noche 2 cucharas de linaza en un vaso de agua y en la mañana licuala con una cuchara de avena en hojuelas.

PERDER PESO

Añadir jenjibre al té rojo. Es muy diurético y muy sano.

PERDER PESO

Pones a cocer tres o cuatro nopales picados medianos en litro y medio de agua (sin sal ni otro condimento) separas el agua en que cociste los nopales y la mezclas con litro y medio de agua purificada. Este te lo tomas como agua de uso durante todo el dia. Te sorpenderas como, despues de unas dos o tres semanas de tomar esta infusion, los rollitos de grasa han disminuido notablemente

PERDER PESO

Medio nopal, 1 pedazo de piña, 1 pedazo de pepino con cascara 1 limon exprimido 1 ramita de peregil y el jugo de 2 naranjas. Se licua todo y se toma antes de los alimentos. Si se toman 2 litros de agua al dia se bajan 1 o 2 kilos por semana.

PERDER PESO

Desconchas una penca o brazo de una sabila luego cortas un trozito lo lavas y te lo comes OJO en ayunas pruebalo veras los resultados, rebajaras esos quilitos.

PERDER PESO

Si tienes problemas de sobrepeso procura beber 2 litros de agua al día y si los dosificas en botella añade un chorrito de vinagre de manzana. El sabor apenas se aprecia y es un efectivo depurativo y elimina líquidos. Es buenísimo, en serio.

PIES...HINCHADOS

Prepare 2 palanganas, una lo más caliente que soporte y otra fría, meta los pies en la palangana fría 10 segundos y luego haga lo mismo en la palangana de agua caliente. Hágalo 4 veces.

QUEMADURAS EN LA PIEL

1. Si te quemas con agua o aceite caliente, introduce rapidamente la parte del cuerpo afectada en agua del chorro para que recobre la temperatura normal, luego rompe un huevo y separa la clara, batela un poco con un tenedor y aplicatelo en la zona afectada, repite esto por al menos 20 minutos o hasta que sientas que ya no te late la parte donde te quemaste... La clara de huevo es colageno, y esto evita tanto las ampollas como las marcas e incluso el dolor de la quemada... Es 200% efectivo.

QUEMADURAS EN LA LENGUA

Si por casualidad te quemas la lengua con algun alimento caliente, imediatamente has un buche con vainilla y listo.

QUEMADURAS DE TODA CLASE

Para quemaduras de toda clase no hay nada mejor que aplicar rapidamente salsa soya, pues se evita que se forme la llaga, no hay dolor y no quedara ninguna cicatriz. Esto es sorprendente y esta 100% comprobado.

Si llegaras a quemarte con agua hirviendo o tocando una estufa sin querer, lo primero que tienes que hacer es poner la zona afectada en agua helada y luego aplicar bastante pasta de dientes y dejar secar hasta el otro dia, ardera al principio pero es lo mejor para las quemaduras. Tambien puedes poner mostaza en vez de pasta dental.

RONCADORES

1. Remedio para ronquidos. Aunque parezca increible, cuando la persona este roncando fuerte, haga un silbido, y verá como deja de roncar inmediatamente

RONCADORES

Nada de alcohol ni de tranquilizantes. Evita tomar bebidas alcohólicas y píldoras para dormir antes de meterte en la cama. Ambas sustancias contribuirán a aumentar la relajación de los músculos de tu garganta, provocando el consecuente ronquido.

RONCADORES

El sobrepeso contribuye de forma directa a que una persona ronque. Esto se debe a que el exceso de peso produce un aumento del tejido graso en la garganta, obstruyendo aún más las vías respiratorias por la noche. Si pesas más de lo que debieras y eres roncador, debes de perder peso. De esta manera conseguirás reducir tus ronquidos.

RONCADORES

Duerme de lado. No te acuestes boca arriba. Cuando dormimos mirando al techo, nuestra lengua tiende a caer hacia atrás. Ello provoca que nuestra garganta se cierre aún más y que aumente nuestra tendencia a roncar. Lo mejor es dormir de lado, así nuestra lengua caerá hacia el lateral y no taponará nuestra garganta.

TOS CON FLEMA

Poner a coser directamente al fuego un limon, ya que este bien cosido (cambio de color) se parte y el jugo se pone en una cuchara, se debe de tomar lo mas caliente que se pueda, despues de haber ingerido esto no se debe de tomar nada se recomienda tomarlo por las noches.

TOS SECA

Receta 1: Poner a herbir con 2 tazas de agua: una cebolla cortada en trozos, tres dientes de ajos pelados y machacado y un limón en rebanadas, ya que enfrie le agregarás una cucharada de jengibre previamente rallado y los dejarás reposar y una vez frío lo colarás para obtener un jarabe para la tos seca que podrás beberlo ya sea frío o caliente.

Receta 2: para tos seca: Licuar un cuarto de taza del gel de sabila, un cuarto de taza de jugo de limón, media cebolla trozada, dos cucharadas de aceite de oliva, un cuarto de taza de miel y dos cucharadas de agua y listo para beber el jarabe por la mañana y otra dosis antes de ir a dormir. Prueba ingerir este jarabe toda una semana completa (tomar una cucharada).

UÑAS ENTERRADAS

Se nesecita una veladora de cebo, se corta la uña lo mas corta que se pueda; luego se prende la vela y que caigan las gotas en la uña.

UÑAS ENTERRADAS

Coloca debajo de la uña encarnada un pequeño trocito de algodón empapado en aceite de oliva enrollalo en forma alargada y acomódalo en el espacio de la "esquina" del filo de la uña y tu dedo, cambia el algodón dos veces al día, no te cortes, ni te lastimes los pies, espera unos días y ya no te molestará. Habitualmente cortate las uñas en forma recta (no redondeada) y después de bañarte y secar tus pies aplicales aceite de oliva en el contorno de las uñas y toda la superficie dura del mismo, pronto te olvidarás de las uñas enterradas.

VENAS CON VARICES

REMEDIO:

5 ZANAHORIAS
1 RAMA DE PEREJIL
1 RAMA DE APIO
1 REBANADA DE PIÑA
1/2 VASO DE TEHUACAN (SODA CON ESE NOMBRE)

Todo esto se pone en un extractor, se hace un jugo y se toma en ayunas por 30 dias, y ya veran ustedes como les funciona, pues esto es para mejorar la circulacion de la sangre.

TIPS VARIOS

EVITAR HIELO EN EL PARABRISAS

Es ideal para evitar el hielo en el coche. Rocías los vidrios del coche con una solución de 1 parte de agua y 3 de vinagre, lo haces en la noche y al siguiente día, el coche amanecerá sin escarcha o hielo.

REMOVER VIRUS EN XP O VISTA (EN INGLÉS)

Este proceso congela el error que ocaciona un virus, normalmente los virus dan 1 minuto y luego reinicia la máquina. Te daré la solución para que puedas detener el tiempo y poder borrar el virus con tu antivirus.

1.- Click "Start"
2.- Buscas por "Run" (En Windows Vista puedes conseguir Run debajo de All programs [Escribe en start search 'Run'].
3.- En Run escribes "services.msc" (sin comillas)
4.- Busca y abre "Remote procedure call (RPC)"
5.- En los tabs de arriba buscas por "RECOVERY" y todos los que veas de 'Restart the Computer' cambialos a "TAKE NO ACTION"

6.- Escanea tu computadora con algún antivirus y tienes la facilidad de removerlo.

CELULARES MOJADOS

SI tu celular cayo en inodoro, bañera etc. etc unicamente sacalo, apagalo, de inmediato seca el exceso de agua con un trapo y metelo a una taza grande con arroz (si el arroz que comemos en la sopa) debe quedar bien cubierto, dejalo por lo menos 6 horas y veras que no se descompone y el arroz recogera toda la humedad que este recibio.

LIMPIAR COMPUTADORA Y TELEFONO

Usa un palillo de algodon mojado en alcohol para limpiar el contacto de la bateria del telefono inalambrico, el celular o tu computadora portatil (laptop) esto te ayudara a tener un buena conexion con la bateria y la carga te durara mas tiempo.

QUITAR RAYONES EN UN CD

Primero cojemos el cd rayado, y un bote de gomina. La mas fuerte que tengan, poner gomina (no mucha) en la parte afectada del cd y ligeramente con un dedo expandirla sin tocar el centro del cd, dejarlo 30 minutos y quitar lo sobrante.

Consejo: no quitar la gomina que hay entre los rayones.

REPARAR DISCOS RAYADOS

Humedece un paño y aplícale pasta de dientes blanca, pasa el paño sobre el CD desde el centro hacia el borde, siempre en línea recta y con mucha suavidad. A continuación lava el disco con agua y sécalo muy bien con un paño limpio. Si realizas ésto conseguirás aplanar los bordes del arañazo, y evitarás que éste afecte a tu lector.